www.ingramcontent.com/pod-product-compliance
Lightning Source LLC
Chambersburg PA
CBHW072146170526
45158CB00004BA/1528
* 9 7 8 1 0 9 1 3 5 4 2 1 0 *